曲径通"幽"

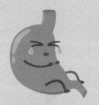

——揭开幽门螺杆菌神秘面纱

主　编　胡伏莲

副主编　高　文　滕贵根

编　委　刘芳勋　段本松　黄　煌　陈倩倩　马继征

编　者　（按姓氏汉语拼音排序）

陈倩倩（解放军总医院第一医学中心消化内科）

段本松（同济大学附属东方医院消化内镜科）

高　文（北京大学第一医院消化内科）

胡伏莲（北京大学第一医院消化内科）

黄　煌（郑州大学第五附属医院消化内科）

刘芳勋（北京大学国际医院特需医疗部）

马继征（中国中医科学院广安门医院脾胃病科）

滕贵根（北京大学第一医院消化内科）

人民卫生出版社

·北　京·

图书在版编目（CIP）数据

曲径通"幽"：揭开幽门螺杆菌神秘面纱 / 胡伏莲
主编.—北京：人民卫生出版社，2020.9
ISBN 978-7-117-30407-8

Ⅰ.①曲… Ⅱ.①胡… Ⅲ.①幽门螺旋菌-螺杆菌感
染-防治 Ⅳ.①R573.6

中国版本图书馆CIP数据核字（2020）第 165151 号

人卫智网	**www.ipmph.com**	医学教育、学术、考试、健康，购书智慧智能综合服务平台
人卫官网	**www.pmph.com**	人卫官方资讯发布平台

曲径通"幽"——揭开幽门螺杆菌神秘面纱
Qujingtong"you"——Jiekai Youmenluoganjun
Shenmi Miansha

主　　编：胡伏莲
出版发行：人民卫生出版社（中继线 010-59780011）
地　　址：北京市朝阳区潘家园南里 19 号
邮　　编：100021
E - mail：pmph @ pmph.com
购书热线：010-59787592　010-59787584　010-65264830
印　　刷：北京铭成印刷有限公司
经　　销：新华书店
开　　本：710×1000　1/16　印张：4.5
字　　数：54 千字
版　　次：2020 年 9 月第 1 版
印　　次：2020 年 10 月第 1 次印刷
标准书号：ISBN 978-7-117-30407-8
定　　价：30.00 元

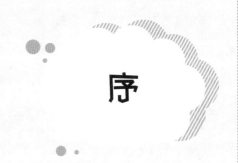

序

　　胡伏莲教授是我的良师益友,她一辈子是消化病专家,半辈子与幽门螺杆菌结缘。可以讲,在中国消化界,对幽门螺杆菌的研究和临床贡献最大者非她莫属。因此,要把至今幽门螺杆菌的研究成就全面、准确、简明地介绍给百姓也非她莫属。

　　中国普通人群幽门螺杆菌的平均感染率在50%左右,这是祸是福?我经常见到不少人拿着化验单问医生怎么办。幽门螺杆菌作为细菌,它早已成"明星";研究幽门螺杆菌的学者早已成了"名人";生产杀灭幽门螺杆菌的药厂早已成了"名商"。其实,关于幽门螺杆菌,还有很多事情没搞明白。本书作者试图将这些"明星""名人""名商"整合起来,编成一个个活生生完整的故事并呈献给读者,同时又把还没搞明白的事情做些交代以成续篇。

以我多年的体会,写一本高深的专著很难,需要得到学界认可。其实,写一本满意的科普书更难,需要得到大众的认同。读完这部书稿,无论从专业水平上,还是写作技巧上,我都由衷地赞佩胡教授和本书的全部著者,并十分乐意推荐给需要读此书的人。

是为序。

中国工程院院士

美国医学科学院外籍院士

西京消化病医院院长

2020 年 6 月 2 日

前 言

　　曲径通"幽"——探"幽"之路"路漫漫"。幽门螺杆菌"神秘"莫测，"本性"难识。这个"神秘"的细菌有一个令人震惊而又使人着迷的故事。早在 1892 年，意大利病理学家比佐泽罗教授首先发现狗胃里有螺杆菌，随后螺杆菌先驱者们发现人胃黏膜及消化性溃疡和胃癌标本中也有螺杆菌。这一"神秘"细菌"折腾"了先驱者们几乎一个世纪，在经历了一场风风雨雨、学术交锋、艰辛而又漫长的"旅程"之后，终于"雨过天晴"——1982 年，澳大利亚学者马歇尔和病理学家沃伦终于从慢性活动性胃炎患者胃黏膜中分离出了这一"神秘"的细菌，揭开了幽门螺杆菌的"神秘"面纱。经马歇尔"以身试菌"，证实了幽门螺杆菌引起的慢性活动性胃炎符合科赫法则。现已确认，幽门螺杆菌与慢性胃炎、消化性溃疡、胃癌及胃黏膜淋巴组织相关淋巴瘤密切相关。

幽门螺杆菌的发现是医学史上的一件大事,也是人们对某些上胃肠道疾病重新认识的"里程碑"。遗憾的是,对于幽门螺杆菌"本性",至今未窥其全貌,还处在"不识庐山真面目"的阶段。为什么幽门螺杆菌有时显露其"两面性"?这也引出学术界不同的声音。幽门螺杆菌在治疗方面也很棘手。它存在于胃里,谁是它的"朋友"?谁是它的"敌人"?它是如何影响胃肠生态的?此外,在大众甚至在医疗卫生工作人员中,对幽门螺杆菌的认知水平或认识程度有很大差异,因而会出现这样或那样的误区,以至在对幽门螺杆菌的处理上还存在某些不合理的现象。我们曾主编了《幽门螺杆菌感染的基础与临床》《幽门螺杆菌感染诊疗指南》及即将问世的《整合胃生态学》等一系列著作,但这些都是专著,都是针对幽门螺杆菌学者、消化界专家及相关专业人员的书,并没有一本针对大众及卫生工作人员的科普著作。中国是幽门螺杆菌高感染率(平均感染率在 50% 左右）国家，也是胃癌高发病率国家。无论是从预防角度，还是治疗角度，都亟待一本有关幽门螺杆菌的科普读物，这就是我们编写本书的宗旨和目的。

本书由五个部分组成，分别为：基础知识篇、诊断篇、治疗篇、防护篇、其他相关问题。一律以问答式进行阐释。

本书系博士毕业之后一直从事幽门螺杆菌研究的学者或消化病专家共同撰写，书中所有插图均是编委成员陈倩倩原创绘制。在此我要感谢所有作者对撰写本书所做出的努力，特别要感谢我国著名消化病学家、中国工程院院士樊代明对本著作的指导和作序。全书深入浅出，通俗易懂，既重视权威性和科学性，又兼具实用性和趣味性。此健康科普读物适用于大众阅读，也适用于卫生和医务工作者参阅。

胡伏莲

2020 年 6 月 1 日

目录

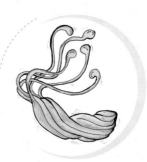

基础知识篇

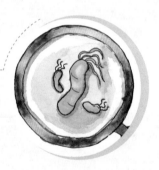

诊　断　篇

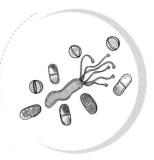

治 疗 篇

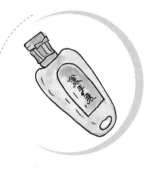

防 护 篇

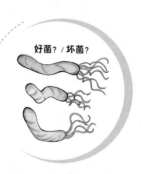

好菌？/ 坏菌？

其他相关问题

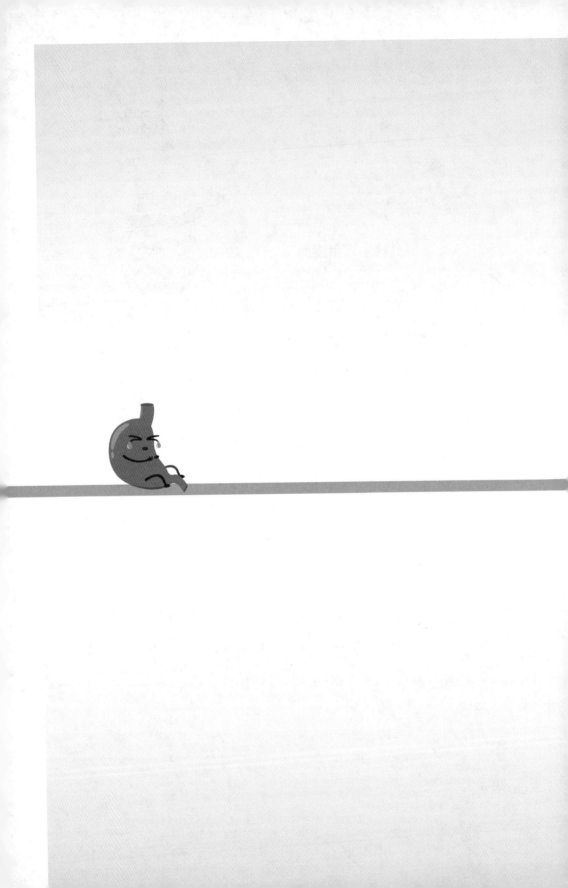

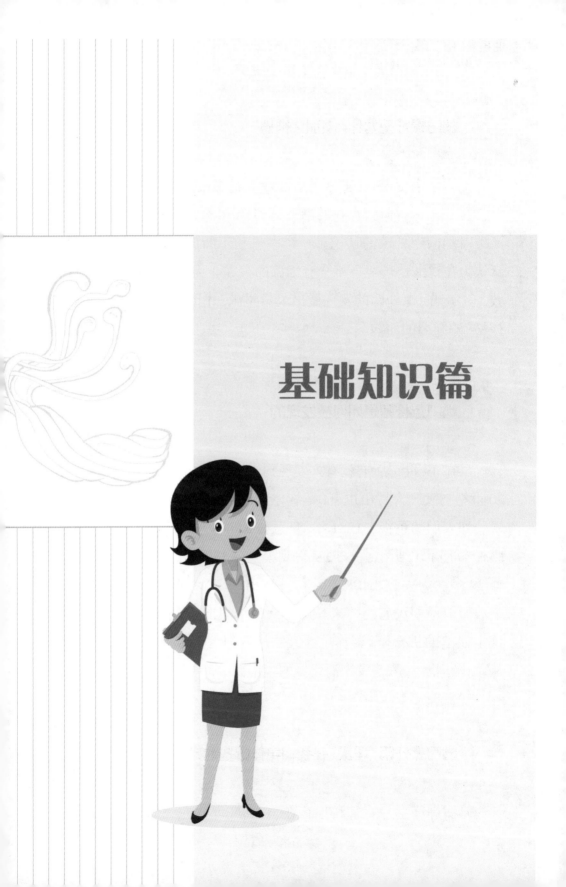

基础知识篇

1. 幽门螺杆菌为什么如此"神秘"

生物学家发现,其实早在几百万年前,幽门螺杆菌就已经在地球上存在。这一"神秘"存在的细菌直到近30余年才被人们逐渐认知。人类对幽门螺杆菌的认识是一个漫长和不断更新的过程,早期科学家认为在胃酸性环境下不会有细菌的存在。无数螺杆菌先驱者打破教条,为幽门螺杆菌的发现做出大量贡献,才逐渐解开这一"古老又神秘"的细菌的面纱。

2. 幽门螺杆菌是如何被发现的

早在19世纪后期就有人发现狗胃内存在螺旋状微生物,随后在20世纪初发现人胃中也有"螺旋体",但由于长期未能分离培养出而未受到人们的重视。1981年,澳大利亚学者马歇尔和沃伦发现胃黏膜标本上存在细菌,并试图从胃黏膜上分离培养出该细菌,但反复培养30多次均失败。1982年,在进行第37次培养的时候,由于复活节放假前他们没有扔掉未长出细菌的培养皿,而多培养了几天。在这个偶然的机会下,培养了5天的培养皿终于长出了幽门螺杆菌。从此,幽门螺杆菌就成为消化界的"明星",备受关注。

3. 幽门螺杆菌"埋伏"在我们身体哪些地方

幽门螺杆菌一直神秘地存在,它到底埋伏在我们身体的什么地方？绝大多数细菌无法在胃酸的环境下生存,但幽门螺杆菌却能在胃中很好地生活。幽门螺杆菌生活在胃黏膜上皮细胞的表面,它可以水解尿素释放出氨,在"氨云"的包绕之中免受胃酸、胃蛋白酶的伤害。所以幽门螺杆菌能"埋伏"在胃里酸度很高的环境中,也生活得很好。此外,在我们的牙菌斑里,同样有幽门螺杆菌的存在。

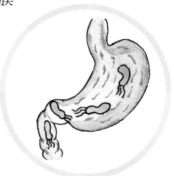

为什么幽门螺杆菌是"隐藏在胃肠道中的诺贝尔奖"

幽门螺杆菌自从被发现,就成为细菌里的"明星",而发现幽门螺杆菌的学者也成为了"名人"。1982年,澳大利亚学者马歇尔和沃伦从人胃黏膜标本中成功分离培养出幽门螺杆菌,并证实了幽门螺杆菌与消化性溃疡、慢性胃炎的关系,打破了人们对"没有胃酸就没有胃溃疡"的传统认识,挽救了无数胃溃疡及胃炎患者,使得胃溃疡也可以被治愈,并获得了2005年的诺贝尔生理学或医学奖。因此,幽门螺杆菌的发现,注定是一个不凡的事情。

幽门螺杆菌的发现对人类有什么贡献

幽门螺杆菌的发现为对某些与幽门螺杆菌感染相关疾病的重新认识开辟了新纪元。幽门螺杆菌一经发现,便成为消化领域的研究热点,也引起大众的广泛关注。幽门螺杆菌的发现,打破了当时已经流行多年的人们对胃炎和消化性溃疡发病机制的错误认识,被誉为是消化病学研究领域里程碑式的革命。原先难以治愈、反复发作的胃溃疡,经过抗生素和抑酸剂的治疗就可治愈,大幅度提高了胃溃疡等疾病患者获得彻底治愈的机会,为改善人类生活质量做出了巨大贡献。

6. 幽门螺杆菌到底是什么样子的

幽门螺杆菌身形"曼妙",呈弯曲状或 S 状。它体表光滑,菌体的一端带着 4~6 根细长的鞭毛。幽门螺杆菌就是靠着这些鞭毛在生活环境中运动的。1986 年,北京大学第一医院胡伏莲教授从一位十二指肠溃疡患者的胃黏膜中分离培养出的幽门螺杆菌电镜图片如下图,其呈 S 形或 L 形,菌体光滑,有鞭毛 4~6 根。

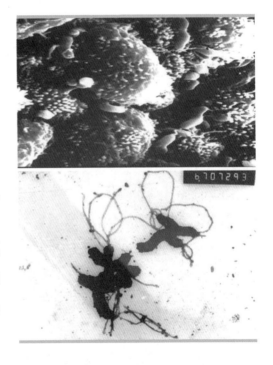

7. 什么是感染性疾病

感染性疾病是指感染了某种病原体(细菌、真菌、病毒、寄生虫等)而引起的一类疾病。传染病是指由病原微生物感染人体后产生的有传染性、在一定条件下可造成流行的疾病,如流行性感冒、严重急性呼吸综合征(SARS)、新型冠状病毒感染的肺炎(COVID-19)。传染病和感染性疾病的共同点为:它们都是由病原体引起的感染,传染病是感染性疾病的一种特殊类型;而感染性疾病不仅包括了传染病,还包括许多非传染性的感染性疾病。

8. 幽门螺杆菌感染是不是感染性疾病

幽门螺杆菌感染人体后,少部分人可以发生消化性溃疡甚至胃癌,大多数的感染者可能并没有明显的消化道症状,但是几乎所有的感染者都存在慢性活动性胃炎,并且感染可以在人与人之间相互传播。幽门螺杆菌的发现者马歇尔以身试菌证明了幽门螺杆菌的感染符合科赫法则,因此幽门螺杆菌感染是一种感染性疾病。

9. 幽门螺杆菌在人群中的感染情况是怎样的

幽门螺杆菌在全球自然人群中的感染率差异较大,发展中国家高于发达国家,当地经济越落后、文化水平越低,感染率越高。2004年全国多中心大规模流行病学调查发现,我国幽门螺杆菌感染率为40%~90%,平均感染率为59%。研究发现大多数国家(包括日本和韩国)由于社会经济和卫生条件的改善以及对感染者的积极治疗,幽门螺杆菌感染率有所下降。目前我国幽门螺杆菌平均感染率在50%

左右,全国大约有 7 亿人感染幽门螺杆菌。

10. 感染了幽门螺杆菌为什么会致病

感染了幽门螺杆菌为什么会致病呢?这是因为幽门螺杆菌在胃黏膜小凹及其邻近表面上皮驻扎下来会不断繁衍,并且能够依靠鞭毛四处活动,对我们的胃黏膜屏障造成破坏。幽门螺杆菌主要通过分泌一些毒素蛋白、影响胃酸分泌等对我们的胃黏膜造成损害。

11. 感染了幽门螺杆菌会导致哪些消化道疾病

幽门螺杆菌持续感染可以使宿主从浅表性胃炎发展成萎缩性胃炎、肠上皮化生和非典型增生。幽门螺杆菌的感染与慢性胃炎、消化不良、消化性溃疡、胃癌、胃黏膜相关组织(MALT)淋巴瘤等疾病的发生发展密切相关,尤其是它的致癌作用引起了人们强烈的担忧,甚至恐慌。

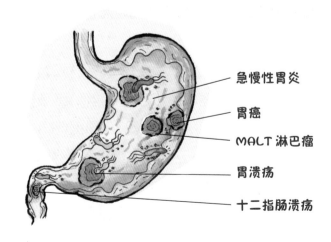

急慢性胃炎

胃癌

MALT 淋巴瘤

胃溃疡

十二指肠溃疡

12. 幽门螺杆菌感染还会导致哪些消化道外疾病

随着对幽门螺杆菌的研究不断深入,研究者发现,许多胃肠道外疾病也和幽门螺杆菌感染相关,如血液系统疾病中的缺铁性贫血、特发性血小板减少性紫癜;皮肤疾病里的慢性荨麻疹、酒渣鼻;口腔异味及牙周疾病。此外,幽门螺杆菌感染在冠心病、高血压、脑血管疾病、自身免疫病、营养代谢性疾病及不孕症方面也有一定作用。幽门螺杆菌对胃肠道外疾病的致病机制和相关性还有待更进一步的研究。

13. 应当如何看待幽门螺杆菌感染对公众健康的影响

幽门螺杆菌的发现是人们对某些上胃肠道疾病病因学重新认识的一个里程碑。现在已经确认,慢性胃炎、消化性溃疡、胃癌以及胃黏膜相关组织(MALT)淋巴瘤等疾病与幽门螺杆菌感染关系密切。根除幽门螺杆菌可以明显降低消化性溃疡复发率或者治愈溃疡。幽门螺杆菌是胃癌的 I 类致癌因子,一系列研究证实,根除幽门螺杆菌可以降低胃癌的发病率。不过也应该知道,感染幽门螺杆菌的人群中只有极少数可能发病,其中胃癌的发生率小于1%,所以我们对幽门螺杆菌感染也不要过于恐慌。

14. 当前国际上和国内幽门螺杆菌感染的形势是怎样的

　　幽门螺杆菌的感染率在全球差异较大,发展中国家高于发达国家,在卫生条件差、文化程度低的地方感染率更高。幽门螺杆菌在发达国家的感染率为15%~25%。我国属于高感染率国家,平均感染率在50%左右,农村的发病率高于城市。

15. 公众对于幽门螺杆菌感染的认识主要存在哪些误区

　　胡伏莲教授一生致力于幽门螺杆菌的研究和规范化诊治,参与制定我国幽门螺杆菌的共识意见及全国幽门螺杆菌规范化诊治的推广。胡伏莲教授提出:当前,很多幽门螺杆菌感染患者在对幽门螺杆菌的认知上存在着两个极端:一是将幽门螺杆菌等同于胃癌,因此过度担忧,甚至为此患上焦虑、抑郁症;另一种则相反,虽然发现有幽门螺杆菌感染多年,但因没有症状而置之度外,不当回事。这两种态度都是不可取的,对于幽门螺杆菌感染,我们既要正视其危害,又不能将这种危害无限放大。即使在医生方面,对幽门螺杆菌的认识或重视程度也有差异,幽门螺杆菌治疗不规范、不合理的情况也很常见,甚至有的医生对于经常复发且伴有反复出血的十二指肠溃疡患者也没有开展幽门螺杆菌感染的检测和治疗。这需要广大医生加强对幽门螺杆菌感染的认识和重视,按照共识提出的治疗原则和策略,对幽门螺杆菌感染进行适当的治疗。

16. 为何要提高公众对幽门螺杆菌的再认识

中国是幽门螺杆菌高感染率(平均感染率在 50% 左右)国家,也是胃癌高发国家,全球每年胃癌新发和死亡病例 40% 以上在我国,并且我国发现的胃癌多数是中晚期,预后很差。对于胃癌,早期发现、及时治疗,其预后较好;但是早期胃癌最大的特点就是没有症状或症状缺乏特异性。内镜检查是早期发现胃癌的主要方法,根除幽门螺杆菌可以降低胃癌的发生率,早期根除获益更大。根除幽门螺杆菌是预防胃癌最重要的可控因素。因此,加强公众对幽门螺杆菌的再认识,把握好幽门螺杆菌的根除指征,对公众的健康具有很重要的作用。

(滕贵根)

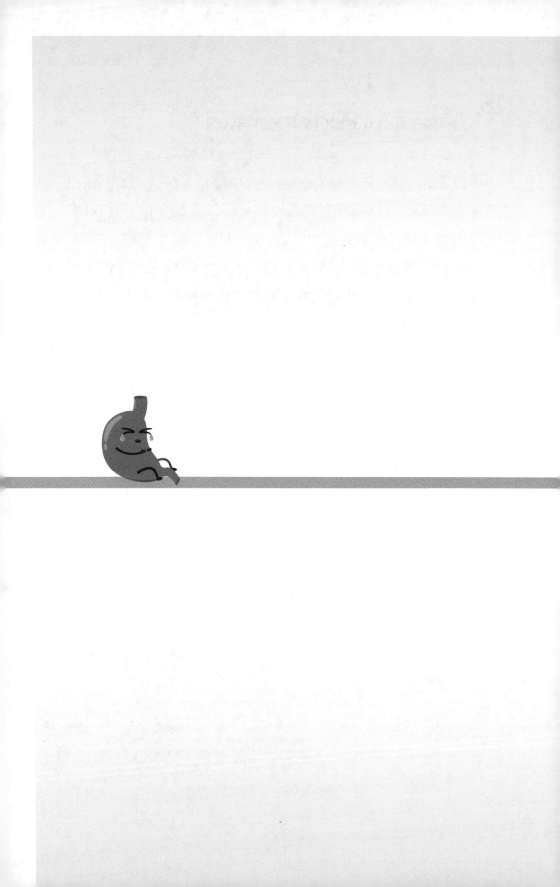

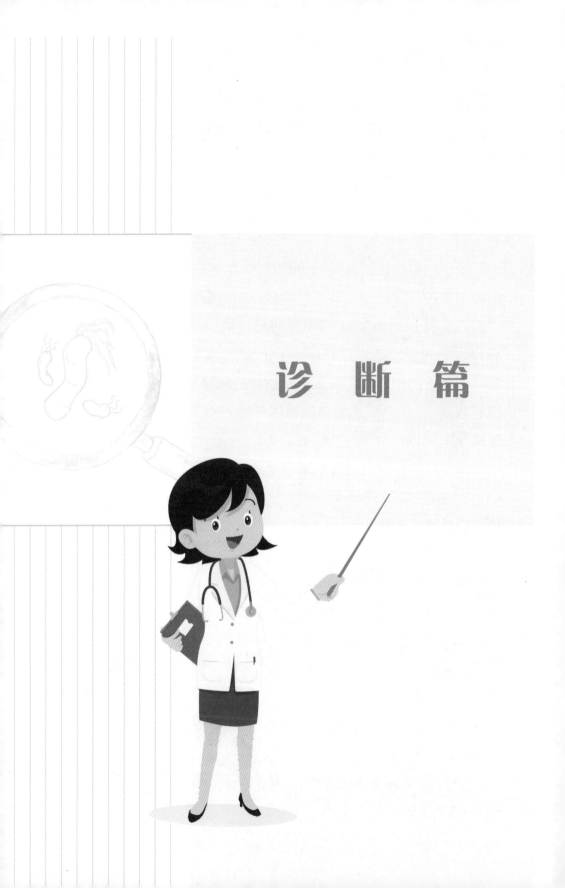

诊 断 篇

17.

怎样才能发现幽门螺杆菌,检测方法有哪些

如果我们怀疑自己感染了幽门螺杆菌,有哪些检测方法可以选择呢? 检测方法主要有侵入性检查和非侵入性检查两大类,具体如下:

侵入性检查是指做胃镜检查时,医生通过内镜的钳道取一些胃黏膜组织进行活检。活检不仅可以评估胃黏膜的病理变化情况,还可以对黏膜上定植的幽门螺杆菌进行检测。可以采用快速尿素试验、病理组织的特殊染色(如银染)、幽门螺杆菌培养和药物敏感试验。幽门螺杆菌的培养和药敏试验对后续的根除治疗也有很好的帮助,但过程复杂,只有极少数单位可以开展。对于"难治性幽门螺杆菌感染"者,可以进行培养加药敏试验。

非侵入性检查方法有血清学检测、碳 -13 或碳 -14 呼气试验、唾液或粪便抗原检测等方法。

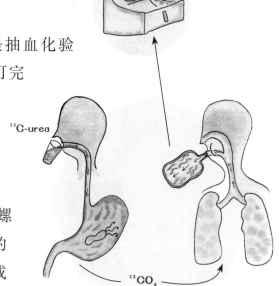

(1) 血清学检测,就是抽血化验查抗体。通过取指血就可完成检查,可以判断被测者是否感染过幽门螺杆菌。但是这一方法不能用于根除治疗后复查,因为患者在根除幽门螺杆菌以后,患者血液中的幽门螺杆菌抗体在半年或更长时间内仍可维持阳性,所以血清学检测结果通常不能区分患者为现症感染还是过去感染。因此，它不能用于评价药物治疗后的效果，而可用于人群中幽门螺杆菌感染情况的流行病学调查。通过血清免疫印迹技术还可以对幽门螺杆菌的毒素进行检测，对感染的幽门螺杆菌进行分型。

（2）碳-13或碳-14呼气检测。这种检查的灵敏度、检出率都很高，而且属于无创检查，因此已经成为最受欢迎的一种检测幽门螺杆菌的方法。那么碳-13和碳-14呼气检测又有何不同呢？二者之间的不同主要是碳-13是天然存在的稳定性同位素，而碳-14虽然具有十分微弱的放射性，但对人体是安全的。碳-13呼气试验无放射性、准确性又高，尤其适用于对儿童、孕妇、年老体弱等人群的检测。

（3）此外，通过测定唾液、粪便中的相应抗原也可以检查是否存在幽门螺杆菌感染。

18. 感染幽门螺杆菌后会出现哪些反应

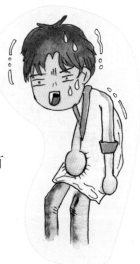

感染幽门螺杆菌后很多时候没有特别明显的表现，但是只要细心留意，身体还是会给我们一些幽门螺杆菌这个"敌人"已经潜入的线索。

首先，患者一般会出现上腹部不适，也可表现为饱胀感、隐痛、胃痛，此外，有些感染者会有频繁的早饱现象。早饱是指所吃的食物量少于正常进食量就产生"饱"的感觉。以上这些是因为感染幽门螺杆菌后引起了一系列消化道症状，也就是我们常说的"消化不良"。

其次,幽门螺杆菌感染的早期症状还有口臭。很多人认为口臭仅仅是口腔问题,其实感染幽门螺杆菌后,不仅会引起消化不良,同时细菌产生的分泌物所带来的臭味也会通过口腔散发出来。如果出现口臭,那么就要小心幽门螺杆菌感染的可能。

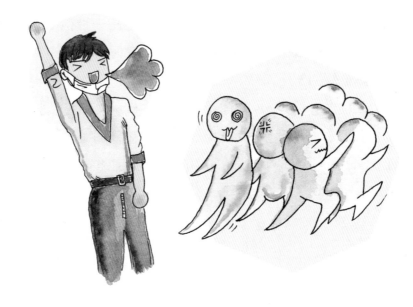

另外,患者感染幽门螺杆菌后产生多种致病因子,从而引起胃黏膜损害。临床疾病的发生往往呈现多样性,患者还可能出现反酸、嗳气。而且由于消化不良,人体摄取营养出现问题,还会出现消瘦,甚至出现贫血的症状。

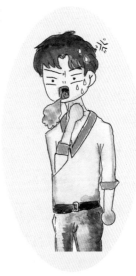

19. 我需要检测幽门螺杆菌吗

前面已经介绍了幽门螺杆菌已经潜入体内时可能会出现的反应（症状），它们的出现往往就是提示您需要检测幽门螺杆菌。另外，假如您的家人目前或曾经感染幽门螺杆菌，那么您就属于幽门螺杆菌感染的高危人群。因为研究发现，幽门螺杆菌具有家庭聚集现象，家人之间关系密切，有着共同的生活习惯，例如吃饭的时候餐具共用或共用牙具等行为，容易造成幽门螺杆菌的传播，此时也需要您检测幽门螺杆菌。

其次，工作压力大、焦虑、不注意饮食规律，经常在外就餐的朋友们，以及喜欢吃生食、刺身的朋友们，也应定期检查是否感染了幽门螺杆菌。

20. 体检报告中幽门螺杆菌的分型是什么意思

"大夫，我的体检报告中四项毒素都是阳性，这可咋办啊？"幽门螺杆菌有多种致病因子，包括细胞毒素、空泡毒素、尿素酶 A、尿素酶 B，而最关键的致病毒素是细胞毒素相关蛋白（CagA）和空泡毒素（VacA），因此把幽门螺杆菌是否带有这两种致病因子分为Ⅰ型有毒菌株（CagA+/VacA+）和Ⅱ型低毒菌株（CagA-/VacA-）。我国一般人群的（CagA/VacA）阳性率为 80%~85%。建议感染Ⅰ型有毒菌株患者积极行根除治疗。感染Ⅱ型幽门螺杆菌，如果没有抗衡因素也建议根除治疗。

21. 儿童在什么情况下需要检测幽门螺杆菌

一般情况下,14岁以下的儿童如果无任何临床症状,是不需要常规做幽门螺杆菌检测的。儿童检测幽门螺杆菌的主要目的是确定疾病的原因,因此有以下情况才会进行检查:①患有消化性溃疡;②患有胃黏膜相关淋巴组织(MALT)淋巴瘤;③有慢性胃炎;④一级亲属中有胃癌的患儿;⑤不明原因的难治性缺铁性贫血;⑥计划长期服用非甾体抗炎药。

22. 儿童幽门螺杆菌感染,该选什么检查方法

如果儿童需要检测是否有幽门螺杆菌感染,一般选择碳-13呼气检测,下面介绍下检查流程,方便您了解。碳-13尿素呼气试验:检测时要先憋气5秒钟,然后向一个袋子里吹气,收集第一袋气;接着口服尿素(碳-13)药丸,半个小时以后,再次吹气,收集第二袋气;然后进行检测,半小时后就出检测结果,非常方便。

23. 幽门螺杆菌感染检查前有些什么注意事项

无论是通过胃镜活检,还是呼气试验,检查前都应注意的是:

(1)检查之前的数天要饮食清淡,禁止吸烟。注意口腔卫生,注意休息。检测前禁食水6小时以上。

(2)检测前一个月以内应避免使用抗生素。铋剂、质子泵抑制剂

要停用 2 周以上，以免影响检查结果的真实性。

（3）急性上消化道出血 1 周内不宜进行幽门螺杆菌感染检查，否则有可能出现假阴性，这种情况可以通过血清抗体筛查。

（4）部分胃切除手术或使用胃排空的药物，如多潘立酮、西沙必利和甲氧氯普胺等，可能会因胃蠕动过快，出现假阴性结果。

24. 感染幽门螺杆菌要当"心"

许多人认为感染幽门螺杆菌会诱发心脏疾病。事实上，这种情况很少发生。幽门螺杆菌是一种螺旋形、微厌氧、对生长条件要求十分苛刻的细菌，主要寄生在胃黏膜，所以通常不会影响到心脏。

但是幽门螺杆菌可以通过多种途径增加心血管系统疾病的发病风险，比如冠心病和高血压。幽门螺杆菌感染可引起消化道吸收障碍，体内的 B 族维生素和叶酸等缺乏，进而导致血同型半胱氨酸升高。而血同型半胱氨酸是动脉粥样硬化及冠心病的主要危险因子。另外幽门螺杆菌本身可释放多种内毒素，它们可直接作用于血管壁引起血管平滑肌增生及局部炎症反应，导致高血压的发生。幽门螺杆菌导致心脏疾病发生发展的机制可能还与损伤血管内皮功能、加重炎症反应、促进脂代谢异常、促进同型半胱氨酸升高、与药物相互作用等因素有关。这些机制大家可能觉得很复杂，没关系，您只要知道感染幽门螺杆菌要当"心"；这也提醒我们，那些患有心脏疾病，又感染幽门螺杆菌的患者一定要"心""胃"同治。

25.

被诊断为冠心病,需要长期吃阿司匹林前,要先查
幽门螺杆菌吗

　　阿司匹林在预防和治疗冠心病方面有着重要作用。阿司匹林具
有抑制血小板聚集的作用,这样即使动脉血管内的斑块发生糜烂或
溃破,血小板聚集成血栓的可能性也会大大降低,因此可以降低心肌
梗死发生的风险。任何药物都具有"副作用",阿司匹林也不例外。
使用过程中最常见的是胃肠道不良反应,包括恶心、反酸、胃灼热、不
消化,以及消化道出血(黑便,严重者呕血)等。出现这些情况时就
必须找医生咨询一下,是否需要调整剂量或停药。

　　因此,需要长期吃阿司匹林的患者,应
该先查幽门螺杆菌,必要时也要完善胃
肠镜检查,评估胃肠道状况。如果有
幽门螺杆菌感染需要先根除幽门螺杆
菌。在使用阿司匹林的同时应使用护
胃药物,减小潜在的胃肠道不良反应发
生的风险。

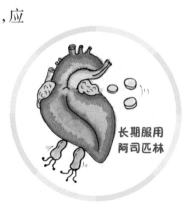

（段本松　　滕贵根）

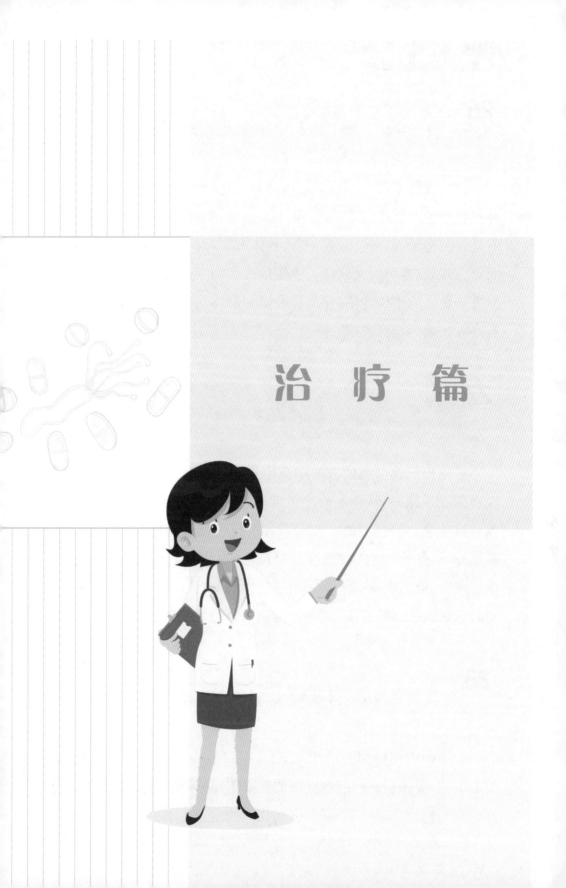

治 疗 篇

26. 目前根除幽门螺杆菌最好的药物和方案是什么

目前国际及国内共识意见中推荐的治疗方案是"PPI+铋剂+两种抗生素的四联疗法"。四联14天方案也是目前根除率最高的方案，但是并不是千人一药，万人一方，具体方案和抗生素选择应因人因地而异，必须找专科大夫就诊。要相信医生的专业建议，对每个人的情况进行具体的整体评估，在最佳时机和最佳状态下进行规范的治疗，提高首次幽门螺杆菌根除率。

27. 根除幽门螺杆菌方案中抗生素该如何选择

根除幽门螺杆菌的方案中抗生素的选择至关重要，抗生素选择应遵循以下原则：从精准治疗角度通过药敏或耐药基因检测来选择敏感抗生素是最佳策略。在无条件进行药敏检测情况下，只能靠经验治疗。第一次（首次）选择效果最好，副作用最小，符合多数人的治疗方案；第二次（补救）：必须更换抗生素，疗程14天。如反复失败，则必须做药敏试验或按"难治性幽门螺杆菌感染"处理。

28. 幽门螺杆菌治疗时，需要注意哪些事项

根除幽门螺杆菌的治疗并不是四联药物一开，回家服药这么简单的事情，要想提高幽门螺杆菌的根除率，必须把握好治疗时机和选择恰当的药物，一些细节需要引起我们的重视。①服药时机：有些患

者近期在服用 PPI 类抑酸药或近期服用过抗生素治疗其他疾病,我们需要停药后择期再进行治疗;②服药方法:目前推荐的治疗方案是"PPI+ 铋剂 + 两种抗生素的四联疗法",PPI+ 铋剂要求饭前口服,而抗生素要求饭后口服;③服药时间:目前建议四联 14 天的治疗,不可过长或过短,不规范的用药容易引起不良反应或细菌耐药;④服药的依从性:服药的依从性也是影响根除率的一大因素,要严格按照医嘱用药并注意服药期间必须戒烟戒酒;⑤治疗后停药 1 个月,必须复查碳 -13 呼气试验明确是否根除成功。幽门螺杆菌根除治疗成功后如果不注意卫生、经常外出聚餐或家庭成员感染而没有同时治疗,就会有再次感染的风险,建议定期复查幽门螺杆菌,发现幽门螺杆菌阳性则及时进行根除治疗。

29. 幽门螺杆菌是慢性胃炎的元凶吗

幽门螺杆菌感染是导致慢性胃炎的主要原因,80% 以上的慢性胃炎与幽门螺杆菌感染密切相关(特别是慢性活动性胃炎)。但除了幽门螺杆菌之外,其他一些因素包括辛辣刺激的食物、对胃黏膜有刺激作用的某些药物(如止痛药、抗生素等)、进食时咀嚼不当、情绪紧张激动、劳累、其他系统性疾病的影响等,都可能作为胃炎的诱发或加重因素。因此对慢性胃炎的治疗,必须针对病因,根据患者具体情况进行治疗。

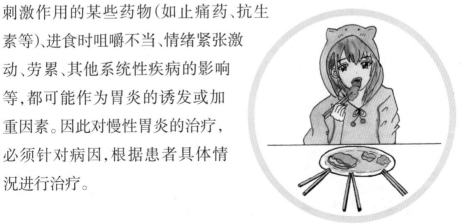

30. 根除幽门螺杆菌是否可以治愈胃炎呢

其实 80% 以上的慢性胃炎与幽门螺杆菌感染密切相关(特别是慢性活动性胃炎),所以对幽门螺杆菌阳性的慢性胃炎首先要做幽门螺杆菌根除治疗。若慢性胃炎的消化不良症状随着幽门螺杆菌根除而消失,说明与幽门螺杆菌感染相关,否则要进一步检查除外其他疾病。

慢性胃炎包括非萎缩性胃炎和萎缩性胃炎。慢性胃炎的治疗包含两方面:一方面是缓解症状;另一方面则是对胃镜下所见胃黏膜病变和病理变化的改善。根除幽门螺杆菌对缓解炎症、萎缩和肠化有益,可以延缓疾病的进展,但有时一些病理变化(如萎缩、肠化)不一定能逆转。

31. 在成功根除治疗幽门螺杆菌后,对于慢性胃炎,
需要每年都做胃镜复查吗

胃炎患者成功根除幽门螺杆菌后,要根据胃炎的病理变化情况决定是否需要定期复查胃镜。对慢性非萎缩性胃炎患者,不需要每年复查。对于合并萎缩、肠上皮化生或癌前病变的慢性胃炎患者,则需要定期复查,复查间隔也需要根据具体病理情况而决定。

32. 成功根除幽门螺杆菌后,需要每年检测幽门螺杆菌吗

幽门螺杆菌是一种感染性疾病,人群中感染率高,居住卫生条

件差、经常外出聚餐者容易感染,而且存在家庭聚集现象。对于慢性非萎缩性胃炎患者,根除幽门螺杆菌后不需要每年复查,如果出现不适症状可复查是否再次感染。对于合并萎缩、肠上皮化生或非典型增生等癌前病变的患者要特别注意,如果再次感染幽门螺杆菌容易发生更加严重的病变,所以建议每年进行幽门螺杆菌的检查。

33. 幽门螺杆菌治疗结束后,是否还要行幽门螺杆菌检测

由于目前治疗方案的成功率并不是百分百,有治疗失败的可能,因此进行根除治疗后一定要复查幽门螺杆菌的情况,如果阴性表明根除治疗成功,阳性则表明根除治疗失败。

34. 胃及十二指肠溃疡同时幽门螺杆菌阳性,应该怎么治疗

幽门螺杆菌感染是导致胃及十二指肠溃疡的主要原因,对于幽门螺杆菌阳性消化性溃疡病患者,如果仅仅给予抑酸治疗而不根除细菌,则可以导致溃疡不愈合或者迁延不愈,即使愈合则溃疡也会复发,因为这是治标不治本的方法,并没有终止溃疡的自然病程。所以凡是幽门螺杆菌阳性的胃溃疡或十二指肠溃疡患者,首先必须进行幽门螺杆菌根除治疗。目前公认,对合并幽门螺杆菌感染的消化性溃疡,无论胃溃疡还是十二指肠溃疡,都强烈推荐进行幽门螺杆菌根除治疗,根除幽门螺杆菌才能治愈溃疡,预防溃疡复发。

35.

胃溃疡患者根除幽门螺杆菌成功后,为什么医生仍然建议复查胃镜

幽门螺杆菌感染可以导致胃黏膜病变,这种病变可以是炎症、萎缩、溃疡或癌变。成功根除细菌后,炎症可以缓解,良性溃疡能够痊愈,但是萎缩、肠化或癌前病变常常不能逆转,甚至有些病变在发现时就有局灶癌变,有时被炎症反应掩盖,需要在病程的不同时期做胃镜行组织病理检查。因此幽门螺杆菌成功根除并不能替代胃镜复查。胃溃疡患者有癌变风险,胃镜复查是必须的,目的就是避免遗漏发现癌变。

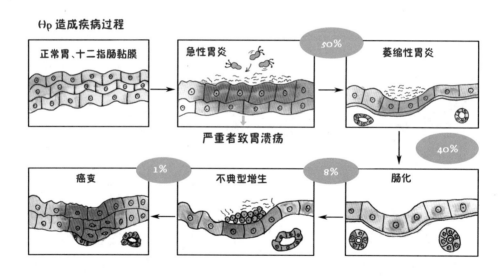

36.

幽门螺杆菌检查可以代替胃镜复查吗

幽门螺杆菌成功根除后,有些患者需要定期复查胃镜。幽门螺杆菌的检查并不能替代胃镜检查,因为两者检查的目的不一样,幽门

螺杆菌检查是针对细菌阳性还是阴性,而胃镜检查是针对胃内有无病变。例如:胃溃疡合并幽门螺杆菌阳性者,胃镜检查虽然溃疡已愈合,但医生通常还会建议定期复查胃镜,目的是随访胃黏膜病变的变化。定期复查胃镜能实现早诊早治。幽门螺杆菌检查只能说明有无细菌。所以幽门螺杆菌根除成功并不能替代胃镜复查。

37. 感染幽门螺杆菌就意味着以后一定会发生胃癌吗

我国约一半人口感染幽门螺杆菌,同时也是胃癌的高发国家,面临着幽门螺杆菌感染诊治及幽门螺杆菌耐药问题的巨大挑战。但是,幽门螺杆菌感染与患胃癌不能画等号。研究表明,只有不到1%的胃内幽门螺杆菌感染最终发展为恶性肿瘤。胃癌的发生发展与很多因素相关,幽门螺杆菌感染是其中一项可控的因素,所以大家不要谈"幽"色变,过于焦虑、恐慌。具体到某一个个体来说,是否会发生胃癌,还与感染细菌菌株类型、自身基因遗传特点、个人生活环境和饮食生活习惯相关。并非所有感染幽门螺杆菌的人一定会发生胃癌。

38. 体检发现幽门螺杆菌阳性,没有症状也需要治疗吗

幽门螺杆菌在世界范围的感染率为35%~60%,我国普通人群的感染率在50%左右,如果做全民根除有一定难度。根据我国的幽门螺杆菌根除指征,有些情况强烈建议做幽门螺杆菌根除治疗,如合并消化性溃疡、萎缩性胃炎、胃癌前病变、胃癌或有胃癌家族史、消化不良症状等。

若体检中发现幽门螺杆菌阳性,即使没有症状,也建议到消化科门诊咨询,由医生根据患者具体情况来决定是否需要进行幽门螺杆菌根除治疗。

39. 儿童检查幽门螺杆菌阳性,需要立刻开始治疗吗

由于幽门螺杆菌可以通过唾液传染,因此一个家庭中,常常会出现两个以上家庭成员同时感染的情况。对于 14 岁以下感染幽门螺杆菌的儿童,如果没有如打嗝、反酸、腹部不适、腹痛等消化道症状,也没有生长发育不良的问题的话,一般不建议立刻进行治疗。

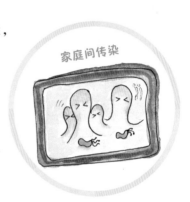

40. 可以通过网络检索幽门螺杆菌的治疗方案而自行买药治疗吗

虽然幽门螺杆菌感染的治疗方案已经比较成熟,但具体到个人则因人而异,包括用药禁忌、药物相互作用等,这些都需要医生对治疗方案进行"个体化调整",才能保证用药的安全性和有效性。因此,按照网络搜索的信息自行

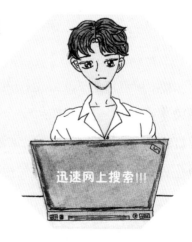

服药不可取,也不建议按照朋友或同事的根除方案自己买药进行治疗。

41. 幽门螺杆菌感染者的家属需要进行细菌检测和治疗吗

幽门螺杆菌主要通过唾液传播,如果能做到严格分餐,基本上切断了家庭中传染的主要途径。但多数患者在发现自己感染幽门螺杆菌之前,并没有分餐的习惯。另外,关于患者感染幽门螺杆菌的菌株分型和胃镜检查情况,如果患者合并消化性溃疡、萎缩性胃炎或癌前病变,则说明有可能感染了毒力比较强的幽门螺杆菌菌株,所以建议家人也进行检查,必要时进行治疗。年龄小于 14 岁的儿童或年龄大于 70 岁的老年人,如何进行处理,则应咨询专科医生。

42. 担心用药副作用,可以自行将医生处方治疗幽门螺杆菌的药物减少剂量或缩短疗程吗

不建议患者自行修改剂量或疗程。根除幽门螺杆菌的治疗方案从开始应用以来,经历了从"三联"到"四联",从"7 天""10 天"到"14 天"的过程。药物组合、剂量和疗程的调整并不是随机的,而是经过实践检验的。从目前的资料来看,"四联"疗程 14 天是目前的推荐方案。自行减少剂量或缩短疗程,不仅可能造成根除失败,而且导致耐药。若反复治疗失败则用药总量会增加,也是得不偿失的。

43.

通过延长疗程和增加药物剂量可以提高
幽门螺杆菌的根除率吗

为了提高幽门螺杆菌的根除率,治疗方案已延长至 14 天,能否继续延长吗? 目前国内外的治疗共识意见都小于 14 天,甲硝唑可以通过优化剂量(1.6g/d)克服其耐药性提高疗效。但是无论延长疗程,还是增加剂量,不良反应都会增加,所以必须听取专业医师的建议。

44.

对青霉素过敏的患者,是不是就没办法治疗了

目前,临床较广泛地用于根除幽门螺杆菌的抗生素包括:阿莫西林、甲硝唑、克拉霉素、氧氟沙星、四环素、呋喃唑酮等。其中阿莫西林由于其具有杀菌作用、不良反应较少、不易发生细菌耐药而被作为无青霉素过敏患者的首选药物。对于不能应用阿莫西林的青霉素过敏者,医生可以选择其他抗生素组成根除方案进行治疗。尽管有部分患者不能一次根除成功,但经过其他尝试,多数患者的幽门螺杆菌最终能被成功地根除。因此,即使是青霉素过敏的患者也不必担心,还是有很多替代药物可以选择的。

45.

为什么有的人一次治疗就成功,有的人多次治疗都失败呢

任何细菌,任何疾病,其治疗效果因人而异,幽门螺杆菌也一样。幽门螺杆菌治疗成功与否,影响的因素很多,包括细菌的耐药性、细

菌的毒力、患者用药习惯、患者存在的其他躯体疾病、对药物的反应、耐受性及遗传特质等方面问题,这些影响因素因人而异。目前的根除方案成功率为 80%~90%。多数能够一次根除成功,但有一定比例的患者需要进行 2 次或更多次的尝试,才能找到适合自己的方案,成功根除,这也是倡导"个体化治疗"的重要原因。

46.

治疗幽门螺杆菌的方案成熟吗? 为什么根除率不是百分之百呢

目前根除幽门螺杆菌的药物种类和选择有很多,方案也是经过数十年临床检验的成熟方案。但由于感染幽门螺杆菌的亚型及对抗生素的敏感性等因素的影响,导致目前世界范围内,幽门螺杆菌的根除率不是百分之百,理想方案的根除率为 80%~90%。也就是说,10%~20% 的患者不能一次根除成功,需要再次治疗。但令人欣慰的是,对治疗不成功的患者,经过个体化的整体评估治疗,幽门螺杆菌仍然可以被根除。

47.

服用治疗药物的过程中,出现大便发黑或其他不良反应是正常的吗

由于根除幽门螺杆菌的药物组合中常常含有铋剂,在服用过程中,大便会表现为纯黑色,这是铋剂代谢后出现的颜色,是药物的正常反应,并不是消化道出血。铋剂造成的黑便是相对"正常"的现象,并不是消化道出血,也不会引发贫血,而且在停药 2~3 天后就

能消失。

由于每个人具体情况不同，治疗过程中除了上述乏力、头晕、腹胀、口苦、黑便、稀便等不良反应外，如果有其他的不良反应，建议还是咨询一下医生比较安全。

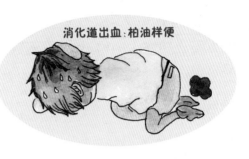

消化道出血：柏油样便

48. 如果治疗失败了，医生还会有办法吗

由于不同患者的生活环境、个人情况、之前用药习惯和感染细菌的不同，治疗效果也不相同。大约80%的患者能够首次根除成功，部分患者第二次治疗能成功。对反复治疗失败者，则必须停抗幽门螺杆菌3~6个月后再行治疗。通过做细菌培养和药物敏感试验可选择敏感抗生素，并应用益生菌、联合中医中药治疗。总之，目前在"难治性幽门螺杆菌"诊治指南等及相关指南的指导下，医生会结合患者个人情况制订"个体化治疗方案"，最终幽门螺杆菌一定会被根除成功的。

49. 为什么医生建议在治疗过程中喝酸奶

目前研究发现，益生菌在根除幽门螺杆菌的过程中有很多有益的作用：一方面可以减轻药物副作用，如腹胀、腹泻、食欲不振等症状。另一方面，益生菌可以缓解由于大剂量、长时间使用抗生素所造成的肠道菌群失调。另外,很多临床试验发现,在治疗过程中合用含有嗜酸乳杆菌、布拉氏酵母菌等的益生菌,能够提高细菌根除率。酸奶中常常含有这些益生菌,对提高根除率、缓解不良反应和防治菌群失调有一定的作用。

50. 根除幽门螺杆菌过程中为什么不能喝酒

在幽门螺杆菌根除治疗期间,医生会告诉您一定不要喝酒,因为根除方案中有抗生素,饮酒可能会引起相关抗生素的双硫仑反应,出现胸闷、心悸、面部潮红、头痛、恶心、呕吐等症状,严重者可危及生命。对于药物的药效发挥来说,喝酒也可能会对药效发挥产生巨大的影响,因此,根除治疗期间,一定要避免饮酒。

51. 根除幽门螺杆菌治疗有哪些不良反应

根除幽门螺杆菌是否出现不良反应、不良反应的具体表现,与药物种类、服药疗程、药物剂量、患者的体质特点及健康状态等因素密切相关。服药后出现大便黑,而化验大便并无出血,与抗菌方案中的"铋剂"(如枸橼酸铋钾、胶体果胶铋等)有关。引起口苦最常见的药物是克拉霉素,小便黄则是因服用呋喃唑酮所致,理论上只要服用上述药物,均会出现上述"表现",停药后症状会逐渐消失。还有一部分患者因对药物的耐受性差,服用药物后会出现腹泻、腹胀、食欲不振、恶心、便秘、心慌等症状。另外一类常见的不良反应是皮疹、皮肤潮红、皮肤瘙痒、药物热等过敏症状,大多数出现上述症状的患者程度都比较轻,一般对治疗过程不会造成不良影响。抗幽门螺杆菌药物偶可见肝损伤,一般程度较轻,停药或对症保肝治疗后可很快恢复。儿童因为体质弱,老年人因为基础病多,一般对药物的耐受性相对较差,根除幽门螺杆菌时出现上述不良反应的风险较大。总体而言,抗幽门螺杆菌药物是安全的,少部分患者会出现程度较重的恶心、呕吐、腹痛等消化道刺激症状,或明显的皮疹(药物过敏),需要调整药物或终止治疗。

需要强调的是,有些患者为了图方便,自行在网上随便查找一个治疗方案或自行服用亲属用过的方案。殊不知,这其中往往会潜藏巨大的用药风险。比如16岁以下的未成年人不能服用喹诺酮类药物(如左氧氟沙星),心动过缓或传导阻滞的患者不能服用克拉霉素和喹诺酮类,青霉素过敏者不能服用阿莫西林。肾功能不全特别是间质性肾炎患者禁用阿莫西林,超剂量的阿莫西林或致肾损害。服药期间及停药7天内绝对不能饮酒,因为酒精跟四联抗菌方案中的抗生素相互作用,会引起"双硫仑样反应"。一定要在医生的指导下用药,掌握好药物的禁忌证,掌握好药物的适应证,才能最大程度地兼顾安全性和有效性。

52.
根除幽门螺杆菌会不会同时杀灭其他有益菌群,带来新的问题

正常情况下,人体胃肠道定植有大量不同种类的"细菌",它们是人体复杂生态系统的重要组成部分,共同参与人体的代谢、免疫、消化吸收等过程,是胃肠道内环境稳定的构建者、修复者,被称为"益生菌"。以抗生素为基础的四联方案是目前治疗幽门螺杆菌感染

的标准疗法。在胃肠道，随着幽门螺杆菌被杀灭，与之共生的大量益生菌也必然被"误伤"，造成胃肠道菌群失调，具体表现为腹泻、腹胀、食欲不振等临床症状。可见根除幽门螺杆菌是把"双刃剑"。临床的实际情况是，幽门螺杆菌感染强调尽早治疗，才能持久获益。如何趋利避害呢？要严格界定幽门螺杆菌检测和治疗的目标人群；根据患者的具体情况，选择安全、有效、个体化的治疗方案；标准方案疗程结束后可以酌情服用益生菌药物修复胃肠道微生态。

53. 如何打好和幽门螺杆菌的"持久战"

"胡教授，太感谢您啦，我的幽门螺杆菌这次终于被根除了！"老张刚进诊室就抑制不住内心的激动，最初就诊时总是紧锁的眉头终于舒展开了。"整整折磨了我八年，算上这次，一共治疗十几次了！"说起自己和幽门螺杆菌之间的"八年抗战"，老张激动不已。原来老张早在八年前就查出幽门螺杆菌感染，因为有胃癌家族史，老张对该病的治疗相当重视。遗憾的是，八年来大大小小的医院看了十余次，尤其最近两年，能用的药几乎都用了一遍，每次都以失败告终，胃痛、胃胀、腹泻等症状总是反复发作。

胡教授详细分析了老张的病情及既往的治疗经过后，为他量身定制了一个治疗方案——"分阶段综合疗法"。第一步：治疗前准备，多次治疗失败后，幽门螺杆菌球形变，需要及时"踩刹车"，停抗幽门螺杆菌药物 3~6 个月，然后进行个体化整体评估，为下一次治疗做准备。可以中西医结合"养胃"，缓解消化道症状、促进黏膜及胃肠道菌群修复。第二步：给予标准的含抗生素的抗菌治疗。第三步：巩固疗效，"养胃抑菌"，在"养胃"的基础上，辨证加用具有抗菌作用的中药。经过上述系统化的治疗,困扰老张八年之久的痼疾终于治愈。

临床中时常遇到一些像老张这样的患者,在与幽门螺杆菌的斗争中"屡战屡败"。对这类常规治疗难以取效的"难治性幽门螺杆菌感染",应积极探索,应用根除幽门螺杆菌的新路径,如益生菌、胃黏膜保护剂、中药等,改变既往一味杀菌的治疗思路,强调"治养结合","固本"与"祛邪"并用,上述老张的治疗经过就是新的治疗策略的成功运用。

感染幽门螺杆菌只是发病的条件之一,幽门螺杆菌的致病性、环境因素、遗传因素三者的相互作用决定发病与否。人类对幽门螺杆菌的研究还远远不够深入,目前人们对幽门螺杆菌的认识存在某些局限性,甚至是"误区",根据科学发展规律,我们还需要更进一步研究和探索才能揭示幽门螺杆菌的"真面貌"。尤其对于一些特殊群体,如老年人、婴幼儿、药物不耐受者等,要充分考虑根除幽门螺杆菌的获益与风险,在不具备根除条件的情况下,应转变思维,在同幽门螺杆菌的博弈中,立足于养成良好的卫生习惯、提高人体自身免疫力、增强胃肠功能、呵护胃肠道菌群等。

54. 根除幽门螺杆菌失败后我们还有什么策略

幽门螺杆菌治疗失败,应寻找原因,针对不同的原因,调整治疗策略:如果是不规范治疗导致的,应尽量找专业的消化科医生,进行规范的治疗;如果是不规范服药造成的,要加强服药的依从性;如果是感染的幽门螺杆菌"耐药"所致,应该进行细菌培养和药敏试验指导用药。近年胡伏莲教授及其团队率先提出了"难治性幽门螺杆菌感染"的概念,同该领域的国内同行一道初步探索出一系列对付"难治性幽门螺杆菌感染"的新策略和新路径。如通过益生菌调节胃肠道微生态抑制幽门螺杆菌,发挥"以菌治菌"的作用;新型黏膜保护剂促进胃黏膜屏障修复,协同抗生素发挥抗菌作用;辨证应用中药,促进胃肠功能恢复、增强胃黏膜屏障的自我修复能力、抑杀幽门螺杆菌;中西药结合,增强耐药菌对抗生素的敏感性、增强患者对抗生素的耐受性等新治法。在国内率先提出"分阶段综合疗法治疗"难治性幽门螺杆菌感染"的策略,显著提高了"难治性幽门螺杆菌感染"的根除率。

55. 什么是"难治性幽门螺杆菌感染"

近年来,随着幽门螺杆菌耐药形势的日益严峻,根除失败的患者越来越多,"难治性幽门螺杆菌感染"的概念也于 2018 年由胡伏莲教授提出,并率领全国中西医团队颁布了《全国中西医整合治疗幽门螺杆菌相关"病 - 证"共识意见》。"难治性幽门螺杆菌感染"是指在 1~2 年内按西医的共识方案(三联或四联,疗程 10~14 天)治疗失败 3 次以上(包括 3 次),但其中至少 1 次是疗程为 14 天的含铋剂的"标准四联疗法"。对"难治性幽门螺杆菌感染"患者应该按照《全国中西医整合治疗幽门螺杆菌相关"病 - 证"共识》,于治疗前进行"个体化整体评估"。所谓"个体化"就是针对每一位患者辨证施治,而不是千人一药,万人一方。对治疗反复失败的患者应暂停抗幽门螺杆菌治疗 3~6 个月,是因为用药发生球形变的幽门螺杆菌恢复活性,同时对患者进行"个体化整体评估",评估内容包括患者个体因素、菌株因素、治疗因素、环境因素及生活习惯等。在此基础上进行"标本兼治的分阶段综合疗法"。

56. 怎样才能和幽门螺杆菌说"永别"

"大夫,我这次根除幽门螺杆菌后,以后有可能再次感染吗? 怎样才能避免再次感染幽门螺杆菌呢? "。我国每 10 人中大概有 5 人感染幽门螺杆菌,该细菌主要通过口腔传播,预防是解决幽门螺杆菌感染的关键环节。具体的预防措施有:尽量少在外面就餐,提倡公筷、分餐制。另外,如果您经常喝酒、抽烟,胃黏膜的抗菌能力比常人弱,一旦有幽门螺杆菌进入胃内,很容易在胃内生存繁殖,建议戒酒、戒烟,规律饮食、作息,平时注意"养胃",即便意外情况下遇到幽门螺杆菌"骚扰",也能及时将它铲除。饮食卫生和养胃固本是有效阻击幽门螺杆菌感染的法宝。

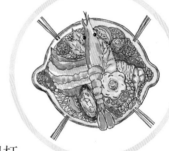

57. 中药在治疗幽门螺杆菌中的地位和作用是怎样的

幽门螺杆菌属中医"邪气"范畴,扶正祛邪是幽门螺杆菌相关病症的基本治则。根据其虚实分治,实者以湿热为主,祛邪重在清热祛湿。虚者以脾虚为主,扶正重在健脾和胃,补中益气。研究发现,许多复方中药、单味中药或其有效成分,有确切的抗幽门螺杆菌作用,显示出良好的应用前景。同时中药还可以通过提高西药抗菌疗效、减轻西药的不良反应、缓解幽门螺杆菌相关临床症状、促进损伤胃黏膜的修复等途径,发挥间接的抗幽门螺杆菌作用。中医治疗幽门螺杆菌感染及其相关疾病更多着眼于调整机体的功能状态和胃黏膜局部的屏障功能,从而增强人体对幽门螺杆菌侵袭的抵御能力。中药通过多靶点途径发挥抑菌作用,不良反应

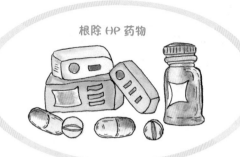

相对低,不易引起细菌耐药。相较于西药相对标准的治疗方案,中医更强调针对每个患者的体质特点、临床症状开展"辨证论治",即个体化整体评估治疗。在对幽门螺杆菌的歼灭战中,西医更擅长于"进攻",中医则更精于"防守",只有根据"敌"(幽门螺杆菌及相关疾病)我(患者对治疗的耐受性、风险和获益比)双方的力量对比,制定灵活的"攻守之策",中西医药取长补短,才能"攻守兼备",战无不胜。

58. 中西医整合治疗幽门螺杆菌相关疾病可以缩短抗生素的疗程吗

中西医整合治疗幽门螺杆菌相关疾病可以缩短抗生素的疗程,减少治疗中的不良反应。已有全国多中心临床研究显示,铋剂四联 10 天联合中药在幽门螺杆菌相关疾病的补救治疗中获得很好的疗效,不仅可以减少抗生素的用量,而且获得了非常理想的根除率。

59. 幽门螺杆菌感染的治疗主要遵循什么原则或策略

幽门螺杆菌感染处理的基本原则通常是按照专家共识进行,主要依靠抗生素。随着幽门螺杆菌治疗研究的深入,抗生素剂量和疗程不断升级。回顾近30年来幽门螺杆菌处理共识的不断更新,无论国内外,治疗方案从三联变成四联,疗程从7天变成10天,紧接着增加到14天,随着剂量的增加和疗程的延长,药物的毒性和不良反应随之增加。目前抗生素剂量和疗程已无法再升级,抗生素选择已进入瓶颈,例如呋喃唑酮因耐药率低而在抗幽门螺杆菌治疗中得以广泛应用,但鉴于呋喃唑酮存在严重不良反应,国家药品监督管理局发布关于修订呋喃唑酮片说明书的公告(2018年第43号),将呋喃唑酮的适应证修改为仅用于"难以根除的幽门螺杆菌感染"。必须由专科医师处方,患者不可自行买药。如何合理应用抗生素,挑战幽门螺杆菌的耐药性,如何提高幽门螺杆菌根除率,是目前幽门螺杆菌治疗中的焦点问题,所以开创"幽门螺杆菌治疗新路径"具有重要的意义。

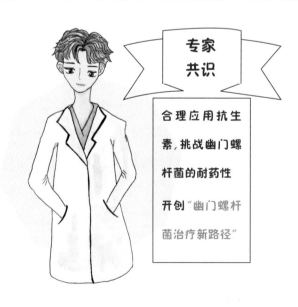

专家共识

合理应用抗生素,挑战幽门螺杆菌的耐药性

开创"幽门螺杆菌治疗新路径"

60. "幽门螺杆菌治疗新路径"是什么

胡伏莲教授最早提出幽门螺杆菌的治疗新路径即幽门螺杆菌的非抗生素疗法。"幽门螺杆菌感染治疗新路径"是指中医中药、益生菌及胃黏膜保护剂等非抗生素类药物在幽门螺杆菌感染治疗中的地位和作用。幽门螺杆菌感染治疗的两大类基本药物,一是直接杀灭或抑制幽门螺杆菌生长,指抗生素类药物;二是影响幽门螺杆菌黏附和定植,使其排出体外的非抗生素类药物,这类药物也兼杀菌或抑菌作用,如中药、益生菌及胃黏膜保护剂等。抗生素是治疗幽门螺杆菌的主要手段,但当前常用抗生素产生耐药,而可供选择的抗生素非常有限,如何提高根除率,缩短使用抗生素疗程,减少抗生素治疗中的不良反应,是目前幽门螺杆菌治疗中面临的重要问题。基于幽门螺杆菌感染是一个涉及多学科的课题,所以在其处理上应以"整合医学"为原则,开创"幽门螺杆菌治疗新路径",探索非抗生素类药物治疗,这是幽门螺杆菌治疗发展的必由之路,也是合理应用抗生素的重要举措。

目前已有不少基础研究和全国多中心临床研究表明,非抗生素类药物(包括中药、益生菌及某些胃黏膜保护剂)在幽门螺杆菌治疗中显示出良好疗效,如荆花胃康联合四联疗法,在幽门螺杆菌的补救治疗中可使疗程缩短至 10 天,使幽门螺杆菌根除率提高到 90% 以上,而且明显减少了抗生素应用的不良反应。此外,益生菌(如乳酸杆菌、罗伊氏乳杆菌、布拉氏酵母菌、双歧杆菌等)可以"以菌制菌";某些黏膜保护剂(如聚普瑞锌、硫糖铝、胃铋镁、尿囊素铝等)不仅对胃黏膜具有保护作用,同时也对幽门螺杆菌有抑制或杀灭作用;研究发现乳铁蛋白具有抗菌、抗炎及免疫调节作用,在体内外具有抗幽门螺杆菌作用;临床研究也显示胃复春和摩罗丹对幽门螺杆菌相关性胃炎(包括萎缩性胃炎)都有较好的治疗效果。

61. 益生菌在幽门螺杆菌治疗中的地位和作用是怎样的

人体的皮肤、消化道、泌尿生殖道等部位寄生着亿万数量级的细菌,人体被形象地比喻为"超级细菌体"。人体不同部位稳定寄居的不同种类和功能各异的细菌,被称为"原籍菌"。它们参与机体的免疫、代谢、营养等生理过程,同人体"和平共处",是人体抵御病原微生物入侵的"生物屏障"和"健康卫士",被称为"益生菌"。

相较于寄生在人体消化道黏膜的"原籍菌",进入人体消化道黏膜的幽门螺杆菌完全是一个"不速之客",并喜欢在人类胃内"惹是生非"。幽门螺杆菌感染能导致胃肠道菌群失调,削弱生物屏障的防御功能。在幽门螺杆菌侵犯胃黏膜的同时,人体内的益生菌并非"袖手旁观",其勇敢地抗击幽门螺杆菌在胃黏膜定植,开展"竞争性抑制",具体机制有抢占寄生位点、分泌杀灭幽门螺杆菌的抗菌素、抢夺营养物质等。补充益生菌能够提高幽门螺杆菌的根除率,尤其在"难治性幽门螺杆菌感染"的治疗中,益生菌能发挥更显著的作用。另外,加用益生菌还能减少根除幽门螺杆菌引起的腹胀、腹泻等不良反应。补充益生菌就是修复被破坏的"生物屏障",而且某些益生菌可以影响幽门螺杆菌的定植和生长,中医称这种"以菌制菌"的方式为"扶正祛邪"。

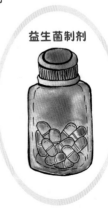

益生菌制剂

62. 幽门螺杆菌反复治疗是否对肠道菌群产生影响

根除幽门螺杆菌可导致肠道菌群失调,而反复根除幽门螺杆菌,尤其是短期内反复根除,更会加重肠道菌群失调的风险和程度。抗生素和抑酸剂(PPI)是根除幽门螺杆菌方案中的两大主力。目前临床所应用的治疗幽门螺杆菌感染的抗生素,并非仅仅针对幽门螺杆菌,对寄生在胃肠道内所有菌群无差别击杀。如果不加防护地反复抗菌,必致肠道菌群紊乱,甚至有产生超级耐药菌的风险。尤其在幽门螺杆菌已经耐药的情况下,再给予无效的抗菌方案,不但不能根除幽门螺杆菌,还可进一步加重菌群失调。

PPI类抑酸药本身并无抗菌作用,但它通过抑制胃酸分泌,降低胃液中的胃酸含量,增强抗生素的抗菌活性;另一方面,胃液中胃酸含量的降低,胃酸对由口腔进入到胃内其他病原菌的杀灭作用减弱,并且胃酸中和肠道胆汁酸的作用也被削弱,胃肠道原有的酸碱分布规律被打破,原有的菌群寄生环境被改变,势必影响胃肠道的菌群结构和功能。研究发现长期(8周)使用PPI类抑酸药可致肠道内乳杆菌属、双歧杆菌属数量减少。抗生素、抑酸药对肠道菌群的影响,与它们的种类、剂量、疗程、频率等密切相关。

在幽门螺杆菌根除失败后,不要急于再次治疗,最好能预留一段恢复期。幽门螺杆菌的治疗,一定要在专科医师指导下规范用药。不规范的治疗,不但增加细菌耐药的风险,还为后续的治疗增加障碍。临床中时常有治疗失败的患者,要么"道听途说",根据主观意愿随意用药;要么是治疗失败后,继续用之前的"无效方案";不注意饮食卫生,反复感染;少部分是因为一开始即感染耐药菌,导致反复治疗失败。只有避免无效治疗(服用既往治疗无效的方案)、不规范治疗(服药不规范、处方不规范)、歇斯底里式治疗(反复治疗失败后未行间歇),才能最大限度规避反复治疗对肠道菌群造成的不良影响。

（高 文 马继征）

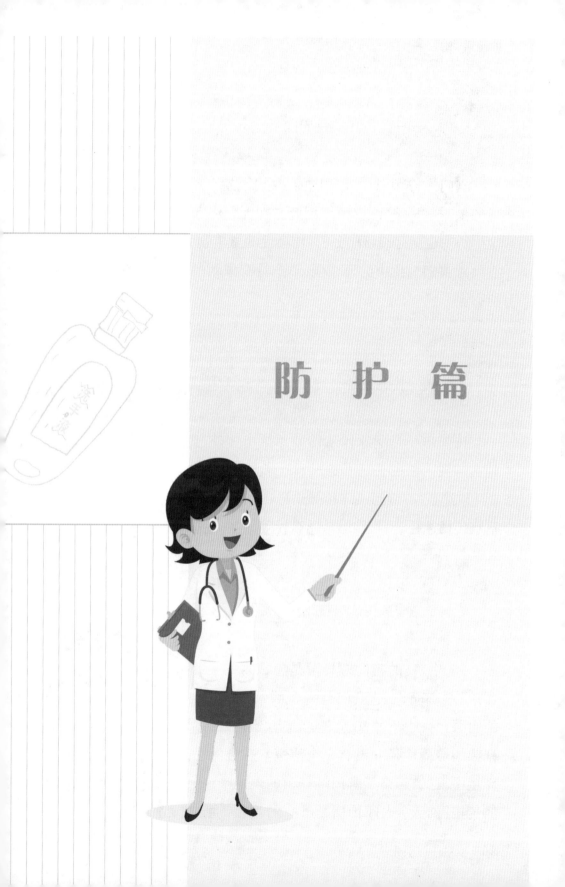

防 护 篇

63. 幽门螺杆菌的传染性如何

幽门螺杆菌对生存环境的要求比较高,需要依靠含 5%~8% 氧气的微需氧环境才能生存,因此它在大气中和绝对厌氧环境中均不能生长。也就是说,作为一种传染性的微生物,幽门螺杆菌的传染性并没有我们想象中的那么强,不会具有像新型冠状病毒一样的传染能力。

64. 什么是传播途径

传播途径是病原体从传染源排出体外,经过一定的传播方式,到达与侵入新的易感者的过程。常见的传播途径包括口 - 口途径、粪 - 口途径、呼吸道飞沫传播途径、血液传播途径、性传播途径、母婴垂直传播途径、密切接触传播途径等。

65. 什么是幽门螺杆菌的传播途径

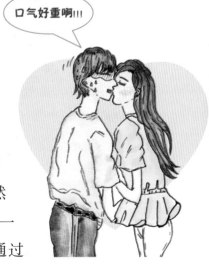

口气好重啊!!!

"医生,我的幽门螺杆菌是怎么得的呢?"平心而论,这真的是一个深入灵魂的问题。虽然经过 30 余年的研究,幽门螺杆菌的传播途径并没有完全清楚。在自然环境中,已经感染了幽门螺杆菌的人是唯一的传染源,人 - 人间传播是唯一的途径,通过

口 - 口、胃 - 口传播已经比较确定,而粪 - 口传播在贫困和水源被污染的地区曾经发生,但目前不能判断是不是普遍情况。某些特殊情况下,比如行胃镜检查,进行幽门螺杆菌感染的动物实验,可能会导致医源性感染。

66. 家人或同事感染了幽门螺杆菌怎么办

家人或同事发现幽门螺杆菌感染后不必过于恐慌。幽门螺杆菌的传染性并没有想象中的那么强,最稳妥的处理方式是去医院做一个幽门螺杆菌的检测,如果存在幽门螺杆菌感染,可以与家人同时治疗。而且,应在日常生活中注意手卫生,定期消毒餐具,避免口 - 口接触,多人进餐的时候使用公筷或进行分餐。

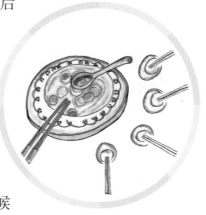

67. 目前有无预防幽门螺杆菌感染的疫苗

人类与病原微生物长期斗争的历史表明,有效控制和彻底消灭某种传染病的最佳途径是疫苗接种。2020 年新型冠状病毒感染的肺炎疫情的暴发让所有人都意识到了接种疫苗的重要性,对于幽门螺杆菌这种传染性疾病来说,如果能够有疫苗进行预防就会得到事半功倍的效用。

科学家最早在1991年就开始了有关幽门螺杆菌感染疫苗的研究工作,先后经历过全菌疫苗、基因工程疫苗、基因工程亚单位疫苗等。2009年第三军医大学研究的口服重组幽门螺杆菌疫苗成为世界上首个获批上市的幽门螺杆菌疫苗,用于6~15岁未感染幽门螺杆菌的易感人群,可惜未得到广泛的应用,仍然有很多工作需要进行,比如提高保护率、寻找更强的抗原和佐剂、增加有效性的维持时间等。

68. 日常生活中怎样做才能更好地预防幽门螺杆菌感染

感染性疾病的关键在于预防,而预防的重点在于控制传染源,切断传播途径,保护易感人群。相比其他"致病菌",幽门螺杆菌对生长条件要求比较苛刻,传播也相对不那么容易。因此,只要我们正确认识这种细菌,采取科学合理的预防措施,预防幽门螺杆菌感染其实并不难。

日常生活中要注意以下方面:①勤洗手,一定做到饭前便后洗手;②餐具要尽量做到餐餐清洗、消毒,比如餐具清洗干净后,最好用开水烫一下,尤其是筷子;③家庭成员要每天刷牙、饭后漱口,定期洗牙,减少幽门螺杆菌在口腔中的定植;④经常外出就餐者最好实行分

勤 洗 手

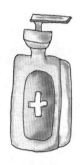
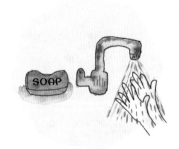
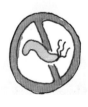

餐制或使用公勺、公筷,防止幽门螺杆菌播散;⑤还要提醒有小朋友的家长,儿童主要通过父母感染,尽量避免跟孩子使用同一个餐具或用嘴巴亲吻孩子嘴巴。更不要把自己咀嚼后的食物,喂给孩子吃;⑥还要注意家人中发现有人感染幽门螺杆菌,其他成员也要检测,如果感染,需同时治疗,预防家人之间互相传染;⑦要注意水源卫生,饮用被幽门螺杆菌污染的水也可以被感染。

69. 查出幽门螺杆菌感染后要定期洗牙吗

有研究提示,牙菌斑中可以检测到幽门螺杆菌,这些存在于牙菌斑中的幽门螺杆菌成为幽门螺杆菌根除后再次感染及口-口传播的根源,而洗牙可以清除牙菌斑,让口腔中的幽门螺杆菌失去生存的场所。所以查出幽门螺杆菌感染,尤其是治疗幽门螺杆菌之后,需要定期洗牙,以绝后患。

70. 幽门螺杆菌根除后如何预防幽门螺杆菌再次感染

幽门螺杆菌根除后再感染率为 2%~5%。再感染的主要危险因素有:人群幽门螺杆菌感染率高、家庭成员存在幽门螺杆菌感染、外出就餐地点卫生条件差、既往消化性溃疡病史等。如果能很好地识别自身存在的高危因素,并加以避免,辅助以分餐、公筷、洗牙等措施,就能很好地预防幽门螺杆菌再次感染。

(刘芳勋)

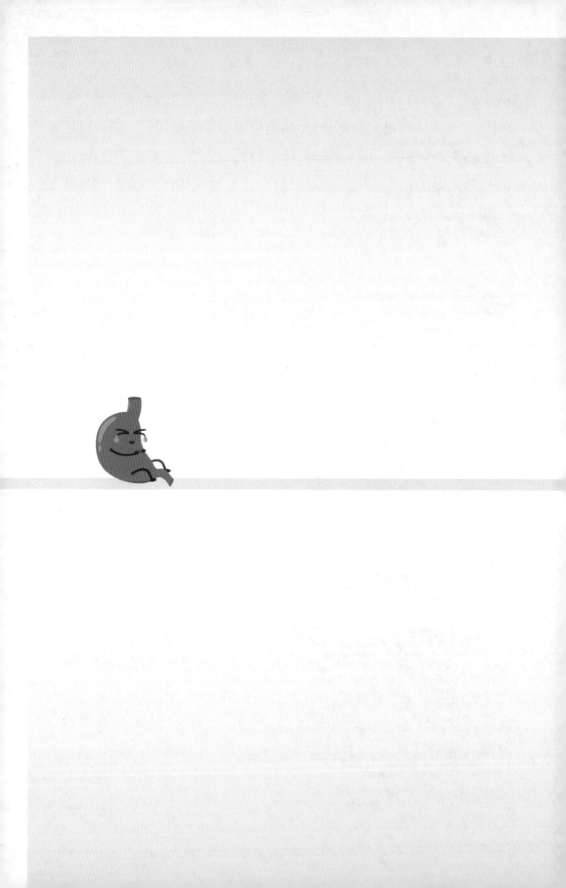

好菌？/坏菌？

其他相关问题

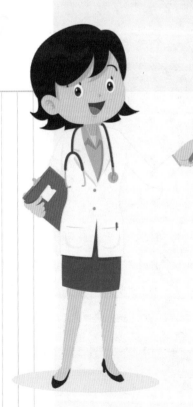

71. 幽门螺杆菌与肠道菌群的关系是怎样的

幽门螺杆菌是一种细菌,那么人体内是否也存在其他的细菌?幽门螺杆菌和这些细菌有什么关系?

这是一个很好的问题。幽门螺杆菌定植在胃内,是人体内最常见的慢性感染之一,而人体的胃肠道菌群构成一个庞大和复杂的微生态系统,幽门螺杆菌感染可通过多种方式影响胃肠道菌群,同时胃肠道菌群亦可对其在胃黏膜的定植和致病性产生影响。关于幽门螺杆菌与胃肠道菌群的关系,目前认为:①幽门螺杆菌感染可影响胃内菌群组成,使胃内菌群结构多样性减低,同时其与胃内菌群相互作用参与了胃癌的发生发展;②幽门螺杆菌感染还可影响肠道菌群结构,其与肠道菌群的相互作用可能参与了结肠息肉、结直肠肿瘤的发生发展;③根除幽门螺杆菌有利于恢复胃内微生态,但是可能在短期内损害健康的肠道菌群;④在根除治疗的同时给予益生菌治疗,可减轻抗生素引起的肠道菌群紊乱,维持肠道菌群多样性,减少抗生素相关性腹泻的发生风险。

72. 幽门螺杆菌对人类有好的一面吗

幽门螺杆菌是一种古老的细菌,那么,它的存在是否有好的一面? 近年来,确实有研究显示,幽门螺杆菌感染与胃食管反流病、肥胖、哮喘等疾病发病率呈现负相关关系(患有这些疾病的人幽门螺杆菌感染率比较低),推测幽门螺杆菌对人体有一定的保护作用。幽门螺杆菌"本性"至今未窥其全貌,还处在"不识庐山真面目"的阶段。

对于幽门螺杆菌显露的"两面性",学术界有着不同声音。对此,世界著名的胃肠病学教授戴维·格雷汉姆有一句名言:只有死的幽门螺杆菌才是好的幽门螺杆菌。首先,虽然大多数感染者无明显症状,但100%存在慢性活动性胃炎,这些患者有发生消化性溃疡和胃癌的风险,但谁会发生难以预测;其次,细菌在人体内定植时间漫长,并不能排除其致病性。根除幽门螺杆菌是预防胃癌最重要的可控因素。对于幽门螺杆菌是否对人类有好的一面,还需要临床医生和科学家不断地研究和探索。

73. 幽门螺杆菌与炎症性肠病有关系吗

炎症性肠病(IBD),包括溃疡性结肠炎和克罗恩病。这类疾病的病因和发病机制并不完全明确,与环境、遗传、免疫、感染等多种因素有关,但可以肯定的是,这种"溃疡"并不是由幽门螺杆菌感染引起的。螺杆菌属根据定植部位不同分为胃螺杆菌(包括幽门螺杆菌)和肝肠螺杆菌,肝肠螺杆菌与IBD的发生发展有一定的关系,但幽门螺杆菌并不是IBD的病因。甚至,目前有研究发现IBD患者幽门螺杆菌感染率低于健康人,推测幽门螺杆菌感染可能是IBD的保护因素。但这个结果可能受一些因素的影响:研究中IBD患者使用抗生素的频率较高,幽门螺杆菌的检出率可能受到影响;患者存在地域、经济等方面的差异,这些因素并未统计在内,所以并没有足够的证据认为幽门螺杆菌感染对于IBD有保护作用。然而,有个案报道成功根除幽门

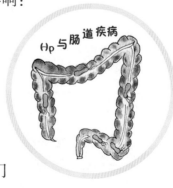

螺杆菌后,克罗恩病的进展加快。尽管这只是少数病例,但为安全考虑,对于 IBD 患者,在根除幽门螺杆菌时应充分权衡利弊。

74. 幽门螺杆菌与结肠癌有关吗

幽门螺杆菌感染与结肠癌风险之间的关系尚无定论,各个地区的研究结果并不一致。有部分研究表明,幽门螺杆菌感染是结肠癌和腺瘤样息肉发生的独立危险因素(使患病风险增高),但这可能与纳入研究的人群特点有一定的关系。研究者推测幽门螺杆菌感染导致的高胃泌素血症、萎缩性胃炎胃酸分泌减少,都有可能对肠道菌群产生影响,从而造成结肠腺瘤及结肠癌的发生。但结肠癌的发病还受到多种因素的影响,比如遗传、环境、饮食、生活方式等,为了准确评估幽门螺杆菌在结肠癌发生中的作用,仍需要进一步的大量研究。结肠癌通常是从良性的结肠息肉逐渐发展至恶性肿瘤,其间需要经历多年时间,大部分结肠息肉可以通过肠镜检查发现并行内镜下切除治疗,从而避免恶性肿瘤的发生。因此,对于 40 岁以上的幽门螺杆菌感染者,尤其是有结直肠癌家族史的患者,建议不仅要进行胃镜检查,也要进行结肠镜检查。

75. 幽门螺杆菌与反流性食管炎有关系吗

胃食管反流病是一种由胃十二指肠内容物反流入食管或以上部位,引起不适症状和 / 或并发症的疾病。反酸和胃灼热是最常见的症状。一些流行病学调查结果显示,幽门螺杆菌感染与胃食管反流病呈负相关,所以有研究者提出,幽门螺杆菌感染可能对胃食管反流的发生起保护作用。事实上,一些患者在根除了幽门螺杆菌后,确实发生了胃食管反流病。这是什么原因呢? 研究者推测:①根除幽门螺杆菌后,血清胃泌素水平降低,降低食管下括约肌压力,增加反流的发生风险;②少数胃体胃炎为主的患者(胃酸降低)在根除治疗过后胃酸分泌增加,造成反流发生。

我们知道,根除幽门螺杆菌可预防消化性溃疡、胃癌等疾病,虽然在少数患者中可增加胃食管反流病发生的风险,但不根除则会增加胃癌发生的风险,在"两害相权取其轻"的策略下,还是值得根除。不过对于严重的胃食管反流病患者,在根除前应根据患者的具体情况全面考虑,慎重做出决策。

76.

幽门螺杆菌根除反复失败,为什么医生建议我去做口腔洁治呢

口腔既是消化系统的一部分,又是人体内独特的微生态环境,可以为口腔内各类微生物生长、繁殖和定居提供非常适宜的环境和条件。有研究显示,牙菌斑是口腔幽门螺杆菌重要的聚集地之一,它以一种"生物膜"的结构存在。生物膜一方面可以为发生球变的幽门螺杆菌提供寄居地,另一方面还使得常规幽门螺杆菌根除的药物治疗对口腔幽门螺杆菌治疗无效。因此,口腔幽门螺杆菌可能是幽门螺杆菌根除治疗失败或复发的重要原因,并可能是幽门螺杆菌传播的重要途径。

研究显示,对幽门螺杆菌根除治疗反复失败的患者,补救治疗的同时进行口腔洁治可显著提高补救治疗的成功率;随访患者至治疗后1年,接受口腔洁治的患者,其胃内幽门螺杆菌阴性维持率也显著高于对照组。通过口腔洁治,可以有效去除口腔内的幽门螺杆菌,从而提高患者胃内幽门螺杆菌的根除率,降低幽门螺杆菌的复发率。因此,有学者提出,对于"难治性幽门螺杆菌感染"者,建议进行口腔洁治,积极清除口腔中的幽门螺杆菌。

77. 皮肤病也可能是幽门螺杆菌惹的祸

随着接受根除幽门螺杆菌治疗的人越来越多,有些患者惊奇地发现,幽门螺杆菌清除掉了,怎么皮肤也变好了?困扰多年的酒渣鼻不见了,经常发作的荨麻疹也好久没犯了。没错,这两种皮肤病的发生也与幽门螺杆菌感染有一定关系。

酒渣鼻,也称玫瑰痤疮,是一种主要发生于面部中央的红斑和毛细血管扩张的慢性炎症性皮肤病,多见于中年人,表现为红斑、毛细血管扩张和丘疹、脓疱等。研究表明,成功根除幽门螺杆菌的酒渣鼻患者症状可在2~4周后消失,且无复发。对于其具体的致病原理还不完全明了,推测可能是幽门螺杆菌慢性感染刺激机体的免疫系统产生大量的炎症介质,从而导致酒渣鼻炎症的发生和发展。慢性荨麻疹的病因更为复杂,有70%~80%的慢性荨麻疹患者找不到明确的原因,可能与某些病原体感染相关,幽门螺杆菌就是其中之一。幽门螺杆菌作为抗原可诱发免疫系统产生变态反应,导致荨麻疹的发生;同时,幽门螺杆菌产生的毒素可加重荨麻疹的炎症过程;此外,幽门螺杆菌在胃内长期定植,不断产生抗原,可造成慢性荨麻疹的反复发作。

所以,对于经久不愈的酒渣鼻和慢性荨麻疹患者,不妨考虑进行幽门螺杆菌检测及治疗。

78. 血液科医生为什么会建议我根除幽门螺杆菌呢

有一些缺铁性贫血的患者,怎么都找不到贫血的原因,或者补充了铁剂之后血红蛋白不能升至正常,这时候血液科医师会建议患者去查一下幽门螺杆菌,对于阳性患者进行根除治疗。事实上,缺铁性贫血目前被认为是与幽门螺杆菌感染关系最为肯定的一种胃外血液系统疾病。研究发现根除幽门螺杆菌后,有75%的难治性缺铁性贫血患者获得治愈。国内外关于幽门螺杆菌感染处理的专家共识中,均已将缺铁性贫血定为治疗指征。幽门螺杆菌感染导致缺铁性贫血的机制未完全明确,可能的因素有:细菌定植在胃内,引起胃黏膜糜烂、消化性溃疡、胃癌等疾病,导致铁的丢失增加;胃内 pH 值变化影响铁的吸收;细菌的生长繁殖需要铁元素,它能够利用血清铁和消耗血浆转铁蛋白,与人体产生竞争,导致机体缺铁。

但我们要注意的是,并不是所有的缺铁性贫血都是幽门螺杆菌感染导致的,对于不明原因的和难治性缺铁性贫血,建议进行幽门螺杆菌检测和根除治疗。

79. 幽门螺杆菌在血液病中扮演的"神秘角色"

被国内外幽门螺杆菌诊疗共识纳入检测和治疗指征的血液系统疾病还有一个,称为特发性血小板减少性紫癜。科学家发现,成功根除幽门螺杆菌后,患者血小板数量明显升高,可使疾病获得较高的缓解率。

幽门螺杆菌并没有在血液中生存,为什么会引起血小板的破坏呢?这主要有以下原因:幽门螺杆菌的某些成分与血小板抗原之间存在相似的结构,即所谓的抗原模拟,产生了与血小板抗体相似的抗体,从而导致了特发性血小板减少性紫癜的发生;另外,幽门螺杆菌感染作用于人体的免疫系统,导致免疫细胞被激活,释放炎性因子,诱导免疫系统产生一些自身抗体,使血小板更容易被吞噬和破坏。

80. 幽门螺杆菌感染会对生育有影响吗

2002年,意大利研究者首次发现,不孕症患者血清中幽门螺杆菌抗体阳性率显著高于健康人,他们认为,幽门螺杆菌感染可能增加不孕症的患病风险。随后也有一些其他国家的研究支持这项结果。不孕症的发生与多种因素有关,比如异常的卵子形成、氧化应激程度加剧、免疫功能的改变、激素水平的改变、子宫内膜接受能力的降低等。那么,幽门螺杆菌感染导致不孕症的原因是什么?幽门螺杆菌感染,常常伴随患者终生,系统性的免疫反应可引起血清和卵泡液中促炎因子升高,导致某些不孕症患者的生殖微环境发生改变,造成生殖细胞的破坏;精子的鞭毛在进化过程中与幽门螺杆菌鞭毛具有高度同源性,由于抗原模拟作用,幽门螺杆菌抗体与精子可发生交叉免疫反应,造成精子活力与运动异常。

但是,幽门螺杆菌与不孕症相关性研究的数量非常有限,目前还缺乏有利的证据支持根除幽门螺杆菌可改善不孕症患者的预后,这还需要临床医生和研究者的进一步探索。

(黄　煌)